MÉMOIRE

SUR LE TRAITEMENT

DES

HALLUCINATIONS

PAR LE DATURA STRAMONIUM;

PAR

Le Docteur J. MOREAU

(DE TOURS),

MÉDECIN DE L'HOSPICE DE LA VIEILLESSE (HOMMES),

Rue Neuve-St-Marc, 2.

PARIS.

A LA LIBRAIRIE DES SCIENCES MÉDICALES DE JUST ROUVIER ET E. LE BOUVIER,

Rue de l'Ecole-de-Médecine, 8.

1841.

MÉMOIRE

SUR LE TRAITEMENT

DES HALLUCINATIONS

PAR LE DATURA STRAMONIUM.

MÉMOIRE

SUR LE TRAITEMENT

DES

HALLUCINATIONS

PAR LE DATURA STRAMONIUM;

PAR

J. MOREAU

(DE TOURS),

MÉDECIN DE L'HOSPICE DE LA VIEILLESSE (HOMMES).

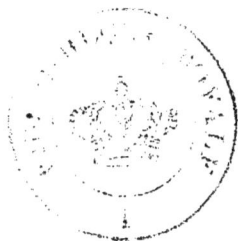

PARIS.

À LA LIBRAIRIE DES SCIENCES MÉDICALES DE JUST ROUVIER ET E. LE BOUVIER,

Rue de l'Ecole-de-Médecine, 8.

1841.

MÉMOIRE

SUR LE TRAITEMENT

DES HALLUCINATIONS

PAR LE DATURA STRAMONIUM.

Les hallucinations sont, sans contredit, un des phénomènes les plus fréquens et les plus remarquables de l'aliénation mentale. Elles constituent parfois à elles seules le fait principal du désordre intellectuel, le fait primitif et central auquel viennent se rattacher les convictions délirantes, les perversions du jugement, de la volonté, des instincts.

Souvent même elles surgissent et demeurent isolées dans l'intelligence qui les juge et les apprécie, antipathiques à la conscience, en lutte contre la volonté, phénomène excentrique, fait anormal dont l'existence ne se lie à aucun trouble intellectuel.

Une étude approfondie de la nature des hallucinations, de leur mode d'origine, nous apprend que, dans une foule de cas, des liens étroits rattachent le phénomène moral à l'organisme ; c'est-à-dire l'effet à la cause, le symptôme à la lésion, au point de les identifier, et, en quelque sorte, (que l'on me passe l'expression), de *matérialiser* l'acte mental.

M'appuyant sur ces considérations, dont la suite de ce mémoire démontrera, j'espère, toute la justesse, je me suis demandé si, au lieu de suivre les erremens des auteurs qui, jusqu'ici, n'ont tenu compte des hallucinations que d'une manière accessoire, il ne serait pas convenable, rationnel même, d'accepter pour ainsi dire ce phénomène mental, dans son isolement, de l'y combattre, de le saisir corps à corps, de diriger enfin contre lui une médication spéciale.

Pour atteindre ce but, il fallait trouver un remède qui allât droit au mal; en d'autres termes, qui exerçât une action directe sur l'organe lésé.

Parmi les substances médicamenteuses dont l'action sur le système nerveux est la plus évidente et la plus curieuse, le *datura stramonium* tient, sans aucun doute, le premier rang. Personne n'ignore, en effet, la singulière propriété qu'a cette plante de donner des hallucinations et des illusions de toute sorte, de jeter dans le délire, etc.

En faisant choix de ce médicament, je n'ai point procédé d'une manière purement empirique. La voie de l'induction m'a conduit à l'emploi d'une médication véritablement homœopathique, ou, si l'on veut, *substitutive*, ainsi que s'expriment les auteurs du nouveau TRAITÉ DE THÉRAPEUTIQUE.

Je ne crains pas d'user de cette dénomination pour caractériser le mode de médication que j'ai suivi, parce qu'en effet on verra que les guérisons que nous avons obtenues semblent être le résultat d'une sorte de *substitution* d'une maladie à une autre maladie. La modification nerveuse-mentale causée par le médicament, après s'être *substituée* à la modification organique préexistante, ou bien après l'avoir exagérée, a perdu insensiblement de son intensité, quelquefois s'est évanouie brusquement, entraînant avec elle la cessation lente ou instantanée des symptômes primitifs.

Au reste, je déclare d'avance que je ne tiens en aucune manière à l'explication hasardée des faits sur lesquels je viens appeler l'attention. Mon but est exclusivement expérimental et pratique. A mes yeux, les faits seuls, mais les faits bien observés, ont une importance réelle.

Pour entrer convenablement en matière, je dois présenter quelques considérations:

1° Sur la nature et le mode d'origine des hallucinations; c'est-à-dire sur les circonstances physiologiques qui, très fréquemment, accompagnent leur apparition.

2° Sur la nécessité d'établir entre les hallucinations une distinction basée sur leurs rapports avec les diverses anomalies intellectuelles au milieu desquelles elles se rencontrent, distinction que l'on a négligé de faire jusqu'ici, et pourtant d'une utilité éminemment pratique.

Une série d'observations et des détails thérapeutiques prendront place dans la seconde partie de ce travail.

PREMIÈRE PARTIE.

Les désordres intellectuels dépendent essentiellement d'une lésion du système nerveux, ou plutôt de cette portion du système nerveux chargée de présider à l'exercice des facultés dites morales.

Quelqu'idée que l'on se fasse de cette lésion, de sa nature intime, qu'on l'appelle *organique, dynamique,* il n'importe, elle existe; la nier, c'est nier l'existence même des phénomènes qui en sont l'expression, la traduction extérieure; c'est diviser ce qui, de sa nature, ne peut être divisé, l'organe et ses fonctions, la cause et l'effet; en d'autres termes, c'est être absurde.

Que l'on me pardonne de rappeler ici ces vérités triviales dans la science. Il le faut bien, puisqu'aujourd'hui on semble les méconnaître; il existe je ne sais quelle propension à revenir aux idées qui dominaient au temps de Paracelse, oubliant que l'être humain, comme dit le judicieux Montaigne, « ce n'est pas une âme, ce n'est pas un corps; c'est un homme, il ne faut pas en faire deux. »

En pathologie générale, les rapports qui lient les désordres de fonctions aux organes sont, dans la plupart des cas, faciles à apprécier. Serait-il exact d'avancer qu'il n'en est pas ainsi quant aux désordres fonctionnels du système nerveux considéré comme agent des facultés morales? Je n'ignore pas que cette opinion est généralement accréditée. Tout récemment encore elle a été défendue devant l'Académie de médecine, et sur elle on a bâti un système de traitement des maladies mentales dans lequel on a égard *exclusivement* aux phénomènes fonctionnels, sans tenir aucun compte des modifications réelles, bien qu'inconnues dans leur essence, qui sont nécessairement survenues dans l'organe d'où ces phénomènes découlent. Est-ce donc que l'on manque de faits pour établir, entre le trouble des facultés morales et l'organisme, l'intimité de corrélation, de rapports que l'on conteste?

Mais, pour ne parler ici que des faits généraux, qui se rencontrent pour ainsi dire à chaque pas dans l'étude de l'aliénation mentale, dont la présence se fait sentir à chaque instant, n'est-ce donc rien que cette terrible *hérédité*, cette *prédisposition nerveuse*, compagne à peu près inséparable de l'épilepsie et des autres affections convulsives, ce phénomène d'*intermittence* commun à toutes ou presque toutes les affections mentales aiguës et même chroniques ? etc.

Il me semble qu'il serait difficile de nier, dans tous ces cas, l'influence brute du physique, de la matière organisée et créatrice des phénomènes fonctionnels. Dans ceux de transmission héréditaire, par exemple, où l'on voit la folie se transmettre des membres d'une famille aux autres membres, souvent avec les mêmes caractères, les mêmes formes, se manifester précisément à la même époque de la vie, sous l'influence des mêmes causes physiques ou morales ; où, le plus souvent, quand le délire n'éclate pas, on voit, comme par une funeste compensation, le caractère des individus imprégné en quelque sorte de l'affection dont le père, la mère, l'oncle, etc., ont été frappés, et rappeler, par une extrême bizarrerie, une véritable *excentricité*, les symptômes spéciaux du mal héréditaire.... Comment s'opère cette transmission? C'est ce que, à coup sûr, je n'entreprendrai pas d'expliquer ; mais, sans doute, elle est tout organique, toute moléculaire, comme celle de la phthisie, par exemple, ou de toute autre affection héréditaire.

L'influence des affections convulsives dans l'aliénation mentale est connue de tout le monde. Mais il n'est pas question ici des cas où les désordres de l'intelligence coïncident avec les désordres nerveux ; nous y reviendrons plus tard. Je veux parler de la prédisposition à l'aliénation mentale qui s'observe chez les individus nés de parens qui ont été atteints de ces affections. Ce fait de pathologie mentale n'est pas moins bien établi que le premier.

Je ne répéterai pas, à propos du phénomène d'*intermittence,* ce que je viens de dire de l'hérédité. Il n'y a pas non plus, je pense, à nier l'existence d'une lésion pathologique quelconque, car il faudrait en faire autant pour les fièvres périodiques. Phénomènes *moraux,* phénomènes *physiques,* le fait d'intermittence les confond tous, les identifie, au moins quant à la cause qui les produit.

A ce que nous venons de dire de l'*hérédité,* des *prédispositions nerveuses* (nous aurions pu mentionner encore celles qui se rattachent à l'a-

bus des liqueurs alcooliques, de l'opium, des infusions théiformes, etc.),
de l'*intermittence*, qui revendiquent pour leur part un si bon nombre
de lésions intellectuelles, nous devons ajouter qu'il est excessivement rare
que le début de la folie ne soit pas signalé par des symptômes physiques, symptômes fugitifs qui passeront inaperçus de ceux qui n'ont pas
une habitude suffisante des malades. Il y aura de la soif, de la constipa-
tion, des douleurs gastralgiques le plus souvent, une légère oppression,
presque toujours (chez les femmes) des désordres ou de simples irrégula-
rités de la menstruation, du flux hémorrhoïdal, une injection remarquable de la face, de la conjonctive, une sorte de turgescence des lèvres, des
maux de tête, des tintemens d'oreille, de l'insomnie, des rêves inaccou-
tumés, des palpitations, froid des extrémités, malaise général, etc., etc.
« Il faut bien savoir, dit Esquirol, qu'au début de la folie, le délire de
cette affection ressemble beaucoup au délire fébrile; que l'erreur est fa-
cile..... » Il importe de ne pas perdre de vue ces paroles du médecin il-
lustre que je viens de citer ; d'autant que la plupart des malades, quand
on les amène dans les hospices, ont dépassé la première période d'acuité,
il ne reste plus guère que des symptômes nerveux contre lesquels on
sera porté à diriger tous les efforts thérapeutiques, sans tenir compte
(bien à tort évidemment) de l'état antérieur.

Nous devons enfin ajouter à la liste des faits que nous venons de passer rapidement en revue un autre ordre de faits nombreux dans lesquels
la lésion organique est bien autrement évidente, où cette lésion est mise
à nu par le scalpel de l'anatomo-pathologiste, nous voulons parler de la
paralysie générale des aliénés.

En vain se récrie-t-on que, dans cette affection, les désordres intellectuels n'existent pas seuls, qu'ils se compliquent d'une lésion des mouvemens. Que prouve cette distinction? Qu'importe la lésion des mouvemens si, toujours avec elle, coïncide le trouble des facultés mentales, et,
qui plus est, toujours ou presque toujours le même genre de délire (délire ambitieux, idées de grandeur, de richesses, vanité outrée, etc.) ?
Dans la paralysie générale, le cerveau est lésé, *tout à la fois*, comme
agent de la motilité et comme agent intellectuel. La même modification
de la substance cérébrale qui frappe les mouvemens atteint encore les facultés mentales, et à peu près toujours de la même manière pour les deux
ordres de fonctions. C'est là, après tout, un phénomène pathologique fort
simple, mais d'une haute portée dans la question que nous examinons.

En présence de pareils faits, il me semble difficile de révoquer en doute la liaison intime, la liai on de *causalité* des désordres organiques et des symptômes morbides. Ajoutons que la plus simple induction doit nous porter à admettre des lésions, sinon identiques, du moins analogues, dans les cas où, moins heureux, l'anatomo-pathologiste ne pourra les découvrir.

Dans une foule de cas particuliers, qu'il s'agisse des causes, de la marche, du traitement des maladies mentales, la corrélation des désordres physiques et des désordres intellectuels est tellement évidente que l'on dirait plutôt une véritable *fusion*, que l'on me passe l'expression, des uns et des autres, que de simples rapports existant entre eux. L'examen de quelques-uns de ces cas a fait l'objet de ma dissertation inaugurale (1), je m'abstiendrai de les citer de nouveau.

Je dois maintenant appeler l'attention sur des faits analogues qui ont un rapport plus direct avec l'objet de ce mémoire, faits d'observation qui, jusqu'ici pourtant, ont passé presque inaperçus, dont on n'a songé à tirer aucune conséquence physiologique ou thérapeutique, et qui, pour nous, ont été comme le point de départ, la base théorique du traitement dont nous avons fait usage contre les hallucinations.

Rappelons d'abord les hallucinations et les illusions qui s'observent dans les maladies aiguës. On sait combien ces phénomènes sont fréquens dans la période grave de ces maladies, de celles surtout dont les principaux symptômes, soit primitivement, soit consécutivement, ont leur siége dans le système nerveux. Mouvemens convulsifs, lésions partielles de la motilité, perversion, abolition de la sensibilité, désordres des sens, *hallucinations, illusions,* délire, etc.; il faut bien rapporter tous ces phénomènes à une cause analogue, sinon identique, quelqu'idée que l'on se fasse de sa nature intime.

La plupart des épileptiques, des hystériques, ont des hallucinations, et de très variées, dont l'apparition se lie étroitement aux accidens nerveux. Alors que l'approche du mal se fait sentir, que les premières secousses, les premières crampes, certaines douleurs ont lieu dans divers points de l'économie, remontant, d'une manière bien appréciée du malade, de la périphérie au centre, des extrémités vers l'encéphale.... ; alors surgissent

---

(1) De l'influence du physique, etc. Paris, juin 1830.

les hallucinations. Ce sont des bruits étranges, des sons de cloche, des décharges d'armes à feu, le bruit que fait une voiture en roulant, le galop d'un cheval, etc. Quelquefois aussi des voix menaçantes se font entendre, des fantômes effrayans apparaissent ; « les malades croient qu'on les bat, qu'on les frappe ; ils montrent leur corps qu'ils prétendent meurtri par les coups dont on les a assommés. Un général croyait tenir un voleur et secouait violemment ses bras, comme s'il eût tenu quelqu'un qu'il eût voulu terrasser. » (Esquirol.) Une jeune fille de 17 ans, que j'ai observée à Charenton en 1827, atteinte d'hystérie depuis deux ans, mais jouissant habituellement de l'intégrité de ses facultés morales, quelques instans avant ses accès, se voyait toujours environnée d'hommes nus, de soldats qui la provoquaient par des gestes obscènes et lui tenaient les propos les plus licencieux. Elle s'agitait, répondait à leurs provocations... Avec les accidens nerveux disparaissaient tous ces fantômes, et le calme rentrait dans l'âme de la jeune malade.

En thèse générale, on peut dire qu'une observation exacte, et faite sans idées préconçues, découvrira chez presque tous les hallucinés, tantôt à une époque de la maladie, tantôt à une autre, au début principalement, quelque trouble physique, le plus souvent dans la dépendance exclusive du système nerveux, parfois s'alliant à des anomalies de la circulation, de la respiration ou des fonctions digestives.

Il n'est pas rare de voir les hallucinations affecter le type *rémittent*, ou même *intermittent*. C'est tantôt de jour, tantôt de nuit, quelquefois à une époque précise de la journée qu'elles se réveillent.

Chez un grand nombre d'hallucinés des congestions cérébrales, des coups de sang, des attaques de paralysie ont précédé les hallucinations.

Une femme, dont parle M. Voisin dans son excellent livre sur les CAUSES MORALES ET PHYSIQUES DES MALADIES MENTALES, fatiguée par une longue route, se couche par terre pour se délasser ; peu après, elle sent dans la tête un mouvement et un bruit semblables au bruit et au mouvement du rouet à filer ; elle s'effraie ; néanmoins elle reprend son chemin ; mais en route elle croit être enlevée de terre à plus de sept pieds de haut...

M. Leuret, dans ses FRAGMENS PSYCHOLOGIQUES, écrits à une époque où il « *regardait, avec tous ses confrères et ses maîtres, les hallucinations comme étant un symptôme purement physique,* » cite, d'après Matthey, l'observation « d'un jeune homme, qui, allant à pied à Lyon, *durant les fortes chaleurs de l'été,* fut pris en route de délire frénétique. Il s'enfuit sur la montagne... Il avait vu un vieillard à barbe blanche et vêtu de drap blanc, qui l'appelait à lui, et qu'il suivit longtemps à travers les rochers et les bois, s'imaginant que c'était le père éternel. »

Les hallucinations de Jérôme Cardan étaient, ainsi qu'il le dit lui-même, précédées de violentes palpitations de cœur et de la sensation d'un fort tremblement de terre (1).

Quelques minutes avant l'explosion du délire, un malade, dont parle Guislain (TRAITÉ SUR L'ALIÉNATION MENTALE), ressent une douleur dans le bas-ventre ; une sensation désagréable, mais moins pénible que la première, monte successivement de la région épigastrique à la poitrine et à la tête. Alors l'intelligence se trouble ; des illusions de toute espèce s'emparent de son moral ; il croit voir des personnages mystérieux et semble s'entretenir avec des génies malfaisans.

Mais le fait le plus remarquable en ce genre et le plus probant, sans doute, dans la question qui nous occupe est celui que Pinel a consigné dans sa NOSOGRAPHIE (1ᵉ édit., p. 66, t. II). Une femme mélancolique, qui avait conscience de son délire, s'exprimait ainsi :

« Le matin, à mon réveil, et le soir, avant de m'endormir, les artères de ma tête étant plus vivement agitées, j'entends distinctement, vers le derrière et au sommet de ma tête, une voix (je manque d'autre expression, ou plutôt je sens que celle-là seule est exacte) ; cette voix donc rend des sons franchement articulés, construit des phrases qui présentent toujours un sens rarement obscur. Levée sur mon séant, cette voix cesse de se faire entendre. Cette singularité m'a fait naître une réflexion sur les temps d'enthousiasme et de crédulité, et j'en ai conclu qu'inspirés, possédés, béats, illuminés, en un mot, toute la classe à révélation n'avait pu avoir, pour tout commerce surnaturel ou céleste, que de semblables conversations avec le cerveau échauffé, électrisé par une force toute corporelle (2). »

_____

(1) Lélut. DU DÉMON DE SOCRATE.

(2) Il y a une curieuse remarque à faire ici en passant. Tous les manigraphes ont exprimé l'opinion que les prophètes, les sorciers, les illuminés, n'étaient que des hallucinés. Ne semblerait-il pas que cette opinion, que, du reste, nous partageons pleinement, leur a été suggérée par la mélancolique dont parle Pinel ? Une hallucinée aurait ainsi donné la première l'explication de ces phénomènes de perversion de la sensibilité, qui en ont imposé, durant tant de siècles, à des

Le malade qui fait le sujet de l'observation 4ᵉ de ce travail n'avait d'hallucinations le soir que lorsque sa tête reposait sur un oreiller. Il lui suffisait de se mettre sur son séant pour s'en débarrasser.

La thèse que nous soutenons peut s'étayer encore des étranges modifications que l'usage des boissons alcooliques, de certains poisons apporte dans les facultés mentales. Les hallucinations les plus variées, une perversion plus ou moins profonde de la sensibilité générale, une singulière exaltation de l'imagination, qui donne de l'actualité aux choses passées, de la vie aux fantômes créés par la passion et le désir, on peut produire tout cela avec quelques gouttes d'alcool, quelques grains d'opium, d'extrait de chanvre africain, d'extrait de belladone, de datura, etc.

Personne, sans doute, à moins de fermer les yeux à toute lumière, ne pourra se défendre de voir ici la corrélation étroite, nécessaire, de l'action moléculaire de l'organisme et des produits intellectuels, la dépendance réciproque de la matière et de l'esprit, et, si j'osais m'exprimer comme Cabanis, les résultats de la sécrétion, changeant avec les modifications que les substances alcooliques, opiacées ou autres font subir à l'organe sécréteur.

L'effet des boissons alcooliques sur le système nerveux est connu de tout le monde, je n'en parlerai donc point. Cependant je ne puis me dispenser de signaler ici deux faits de pathologie mentale, d'une certaine valeur dans la question que nous traitons : le premier, c'est que, comme cause *éloignée ou prédisposante*, l'abus des boissons spiritueuses a une large part dans la production du délire chez un grand nombre d'individus. Cox l'avait déjà fait observer, très souvent les enfans de ceux qui abusent de la boisson deviennent fous ; le second, c'est que presque toujours les hallucinations constituent le phénomène principal du délire, suite d'ivresse. Souvent même, chose digne de remarque, les hallucinations existent seules, sans autre trouble intellectuel. Les malades apprécient bien leur état, ne se font pas illusion ni sur la cause ni sur la nature de leurs *imaginations*, ainsi qu'ils s'expriment. Ils s'en inquiètent peu en général. L'expérience leur a appris qu'une abstinence de quel-

---

nations éclairées, qui en imposent encore à presque toutes les populations de l'Orient, et qui même obtiennent encore en Europe l'assentiment de tant de gens crédules, aveuglés par la superstition ou l'ignorance !

ques jours et le régime de l'hospice étaient des remèdes d'une efficacité presqu'infaillible.

Il n'est personne qui n'ait entendu parler de l'étrange influence qu'exercent sur les facultés morales certaines substances toxiques en usage chez les Orientaux. Tous les voyageurs en ont fait mention. Des observateurs judicieux et graves, entre autres Prosper Alpin, nous ont laissé sur cette matière des détails pleins d'intérêt. Cependant nous devons reconnaître que, s'ils ont su exciter notre étonnement, ils n'ont pas beaucoup ébranlé notre incrédulité. On a soin de faire la part de l'imagination du narrateur, dont nous avons bien quelque raison de nous défier. L'on se figure presque entendre le récit d'un de ces merveilleux contes que la sultane Schéérazade des MILLE ET UNE NUITS racontait si bien, et l'on se donne bien de garde de tout prendre au sérieux. Cette défiance, que moi-même j'avoue avoir partagée, même après un séjour de plus d'onze mois en Orient, n'est pas fondée. Essayons de nous en rendre compte. Bien qu'ils aient vécu au milieu des populations orientales, la plupart des auteurs, sans en excepter ceux qui nous ont le mieux fait connaître leurs habitudes, leurs mœurs, etc., n'ont parlé que *par oui dire* de l'effet des substances qui nous occupent. Le moyen unique de bien connaître cet effet, c'est l'expérience personnelle. Mais on s'en effraie et on ne trouve pas que les résultats que l'on pourrait s'en promettre vaillent la peine de courir le risque de *s'empoisonner*, ou tout au moins de porter une atteinte grave à sa santé. On s'abstient donc, et l'on se contente de l'expérience d'autrui. C'est un moyen insuffisant de s'éclairer, pour quiconque surtout n'est pas familiarisé avec les désordres si variés, inexplicables, des facultés intellectuelles. On reste donc dans le doute, et ce doute ne peut manquer d'être partagé par ceux qui écoutent ou lisent des récits auxquels celui qui les fait paraît à peine ajouter foi lui-même.

Je ne voudrais pas qu'on tirât de ceci la conclusion que nous devons croire toujours sur parole les voyageurs amateurs, les touristes, qui aiment tant à faire provision de merveilleuses histoires; mais simplement que nos préventions peuvent ne pas être toujours légitimes et fondées.

Pour moi, j'avoue que je suis disposé à croire, presque sans aucune restriction, une foule de choses, qui généralement ne rencontrent qu'incrédulité. Que l'on ne me taxe pas d'une sotte présomption si je m'exprime ainsi; je parle simplement avec l'assurance, la fermeté de conviction qui se puise dans l'expérience personnelle. C'est cette expérience qui ne me permet plus de révoquer en doute l'état extatique de félicité ineffable, de jouissances telles que la réalité ne peut en procurer de semblables, dans lequel, au rapport de tous les historiens, un prince du Liban plongeait ceux de ses sujets auxquels il voulait inspirer un dévouement fanatique à sa personne. Quiconque a visité l'Égypte, l'Asie-Mineure etc., sait avec quelle avidité ce bonheur idéal est recherché des peuples qui habitent ces contrées; et pour en juger, pour y croire, il suffit d'avaler quelques grammes d'un *extrait végétal*, connu en Égypte sous le nom de *hachich*.

A ce sujet, je demanderai la permission de rapporter sommairement le résultat des expériences que j'ai faites tout récemment sur moi-même. Ce résultat, comme on le verra plus tard, a des rapports étroits avec l'objet principal de ce mémoire, et me semble propre à jeter une vive lumière sur l'étiologie des troubles *nerveux-intellectuels*, et sur la nature du traitement qui leur convient le mieux.

1° Il ne se développe de symptômes physiques appréciables qu'autant que la dose du *hachich* a été très élevée. Une dose modérée modifie profondément les facultés morales, sans que l'éveil soit, pour ainsi dire, donné à la sensibilité organique. On dirait que l'agent modificateur, à la manière des affections morales, s'adresse directement et sans l'intermédiaire des organes aux facultés de l'intelligence. Ce fait est plein d'intérêt, à cause de l'analogie qu'il présente avec quelques cas de folie dans lesquels il est parfois impossible à l'observateur le plus pénétrant de découvrir aucun signe extérieur de l'altération des organes.

2° L'action du *hachich* s'exerce sur toutes les facultés à la fois. Elle se signale par un surcroît d'énergie intellectuelle, la vivacité des souvenirs, une conception plus rapide, etc. Insensiblement elle arrive à produire dans la volonté, dans les instincts un tel relâchement que nous devenons le jouet des impressions les plus diverses, de telle sorte qu'il dépendra entièrement des circonstances dans lesquelles nous nous trouvons placés, des objets qui frapperont nos yeux, des paroles qui arriveront à notre oreille, etc., de faire naître en nous les plus vifs sentimens de gaieté ou de tristesse. Les mangeurs de *hachich* (ainsi qu'on les appelle en Orient) n'ignorent pas ces particularités; aussi évitent-ils soigneusement tout ce qui pourrait tourner leur délire vers la mélancolie. C'est au fond de leur harem, entourés de leurs femmes, sous le charme de la musique et des danses lascives, exécutées par les *almées*, ou bien en compagnie d'amis intimes, qu'ils savourent l'enivrant *dawamesc*.

3° Au commencement de l'intoxication, tout en conservant la conscience la plus parfaite de soi-même, le pouvoir d'analyser jusqu'à ses moindres sensations, on se sent comme emporté dans une rêvasserie pleine de charme, et à laquelle on aime à s'abandonner. Une nouvelle existence vous pénètre, pour ainsi dire, vous enveloppe de toutes parts; les rêves, les fantômes de l'imagination vous arrachent à vous-même ; vous sentez que vous passez du monde réel dans un monde fictif, imaginaire, et si j'osais m'exprimer ainsi, dans l'impuissance où je me trouve de rendre ma pensée, je dirais que l'on s'endort sans cesser d'être éveillé.

4° C'est à cette disposition d'esprit autant qu'à l'extrême rapidité avec laquelle se succèdent les idées, les sensations, les désirs, etc., que l'on doit attribuer, je crois, l'impossibilité où l'on est bientôt de mesurer le temps qui vous semble se traîner avec une lenteur désespérante. Il m'a semblé, une fois, mettre plus de 3 heures à traverser le passage de l'Opéra. En satisfaisant au besoin d'uriner, outre que la sensation qui en résulte m'affectait d'une manière infiniment plus agréable (je dirai presque voluptueuse) que dans l'état ordinaire, je croyais véritablement ne devoir jamais en finir, et, à la honte de mes connaissances médicales, je me serais persuadé volontiers que le corps tout entier pouvait se résoudre en urine.

5° A cette période de l'intoxication, alors qu'une effervescence incroyable s'empare de toutes les facultés morales, un phénomène psychique se manifeste, le plus curieux de tous peut-être, et que je désespère de caractériser convenablement ; c'est un sentiment de bien-être physique et moral, de contentement intérieur, de joie intime, bien-être, contentement, joies indéfinissables, que vous cherchez vainement à comprendre, à analyser, dont vous ne pouvez saisir la cause. Vous vous sentez heureux, vous le dites, vous le proclamez avec exaltation, vous cherchez à l'exprimer par tous les moyens qui sont en votre pouvoir, vous le répétez à satiété; mais pour dire comment, en quoi vous êtes heureux, les mots vous manquent pour l'exprimer, pour vous en rendre compte à vous-même. Me trouvant un jour dans cette situation, et désespérant de pouvoir me faire comprendre par des mots, je poussais des cris ou plutôt de véritables hurlemens. Insensiblement, à ce bonheur si agité, nerveux, qui ébranle convulsivement toute votre sensibilité, succède un doux sentiment de lassitude physique et morale, une sorte d'apathie, d'insouciance, un calme complet, absolu, auquel votre esprit se laisse aller avec délices. Il semble que rien ne saurait porter atteinte à cette tranquillité d'ame, que vous êtes inaccessible à toute affection triste ; je doute que la nouvelle la plus fàcheuse puisse vous tirer de cet état de béatitude imaginaire, dont il est vraiment impossible de se faire idée, si on ne l'a pas éprouvé.

6° La sensibilité générale, les sens de la vue, de l'ouïe, du toucher, etc.. acquièrent une énergie inaccoutumée et qui peut devenir la source d'illusions et même d'hallucinations multipliées. La musique la plus grossière, les simples vibrations des cordes d'une harpe vous exaltent jusqu'au délire ou vous plongent dans une douce mélancolie. Mon ami, le docteur L. Auber, dans son ouvrage sur la peste, cite plusieurs cas d'hallucinations produites chez des pestiférés, par l'usage du hachich. Je lui ai entendu parler d'un officier de marine qui voyait au plafond de sa cabine des pantins que l'on mettait en mouvement au moyen d'une ficelle. Un autre individu était persuadé qu'il avait été transformé en un piston de machine à vapeur. Un jeune artiste sentait son corps d'une élasticité telle qu'il s'imaginait pouvoir entrer dans une bouteille et y tenir fort à l'aise. Moi-même ayant pris une dose très légère de *dawamesc*, je me sentis léger au point d'effleurer à peine le sol en marchant. Une autre fois, sous l'influence d'une dose beaucoup plus considérable, il me sembla que tout mon corps s'enflait comme un ballon, que je m'enlevais, que je m'épanouissais dans l'air. Je puis donner une idée assez exacte de cette hallucination en rappelant ces images, ces figures fantasmagoriques que l'on voit très petites d'abord grandir, grandir avec rapidité et puis s'évanouir brusquement. La plupart des objets qui s'offraient à mes regards étaient cause de quelqu'illusion, excitaient en moi des sentimens de joie ou de mélancolie, de terreur même. Un béret écossais qui surmontait un faisceau d'armes s'était transformé en une figure hideuse et souillée de sang. Une vieille domestique de 71 ans, malgré ses rides et ses cheveux blancs, me paraissait avoir toute la grâce, tous les attraits d'une jeune et belle personne. Je crus voir un réchaud plein de charbons ardens dans la main d'un de mes amis qui voulait me faire boire un verre de limonade. J'étais importuné par une autre illusion fort bizarre ; je voyais sans cesse à mes côtés un petit homme rachitique ayant tout à fait la tournure d'un de ces nains hideux et à la figure joviale attachés au service des grands, dans le douzième siècle. La présence de ce vilain petit être m'irritait fort et je suppliai plusieurs fois que l'on écartàt les objets qui entretenaient mon illusion. C'étaient un habit et un chapeau posés sur une ta-

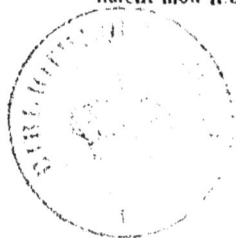

ble. Une hallucination de l'ouïe me jeta, pour quelques instans, dans un
véritable état de panophobie. Je me sens tout à coup saisi d'une terreur
que je ne puis m'expliquer et dont je cherche en vain à m'affranchir. Je
demande instamment que l'on ferme une croisée de la chambre où je me
trouvais ; non pas que j'éprouve le désir de me précipiter par cette croisée, mais je crains que la fantaisie ne m'en prenne. Je ne vois plus qu'a-
vec effroi différentes armes antiques appendues à la muraille et auxquelles
j'avais à peine pris garde jusqu'alors : je me demande si elles ne sont pas
destinées à me faire du mal, à me tuer peut-être. La présence de quelques amis est loin de me tranquilliser. A l'exception d'un seul, je ressen-
tais pour eux une vive défiance, je les détestais sans savoir pourquoi. Je
trouvais moyen de jeter du ridicule sur tout ce qu'ils disaient ; en un mot
toutes les mauvaises passions fermentaient dans mon âme. Le désordre
des facultés avait acquis, comme on le voit, une assez grande intensité et
néanmoins je n'avais pas perdu un seul instant la conscience de moi-
même ; je gardai toujours le pouvoir d'apprécier, d'analyser la situation
étrange dans laquelle je m'étais placé volontairement.

Voilà quant aux effets immédiats et pour ainsi dire aigus de la substance toxique que nous avons désignée avec les Arabes sous le nom de
hachich. Il en est d'autres, ou du moins je crois en avoir remarqué d'autres non moins curieux que les précédens et, de plus, d'un intérêt psy-
chologique immense. Ces phénomènes, dont il s'agit, constituent un état
pathologique des facultés mentales tout à fait à part ; une modification
intellectuelle dont on n'a pu avoir idée jusqu'ici et qui paraît ne se déve-
lopper que par l'usage du *hachich*. Je veux parler d'une *disposition* en
quelque sorte chronique, permanente à avoir des hallucinations (sans
que, du reste, l'intégrité des facultés mentales soit autrement lésée),
lorsque l'esprit se trouvera placé dans certaines conditions psychiques,
telles qu'une préoccupation forte, une foi vive, une croyance enthou-
siaste, etc., etc.

Quelqu'extraordinaire que paraisse le phénomène que je viens de signaler, on le comprend jusqu'à un certain point quand on réfléchit bien
au genre d'influence exercée par le *hachich* sur les facultés morales ;
quand on se rappelle que le trouble de ces facultés peut être porté à
un haut degré sans que le *moi* soit détruit, sans que la conscience soit
ébranlée, sans que l'on cesse de juger très bien sa position, tout aussi
bien que s'il s'agissait de tout autre que de nous-mêmes. Les hallucina-

tions, les illusions les plus variées se jouent devant nos yeux, notre bon sens ne s'en laisse point imposer et s'il ne peut les chasser il s'en amuse.

Les Arabes, ceux d'Egypte principalement, sont très superstitieux. Il en est bien peu, même parmi les plus instruits, qui ne croient pas à l'existence de certains êtres qu'ils appellent *ginn* ou *génies*.

Les génies ont été créés avant Adam. Ils forment une classe intermédiaire entre les anges et les hommes; ils sont faits de substance ignée, peuvent à leur gré revêtir la forme d'hommes, d'animaux, de monstres, se rendre invisibles, etc. Ils mangent, ils boivent, se reproduisent à la manière des hommes; ils sont sujets à la mort, bien qu'ils vivent ordinairement plusieurs siècles.

A l'époque où W. Lane visitait l'Egypte (1835), il y avait au Caire un scheick nommé *Kalil el Medabigie*, uléma fort instruit et auteur d'ouvrages scientifiques recommandables, qui se plaisait à raconter l'anecdocte suivante : « J'avais un chat noir auquel j'étais fort attaché et qui d'habitude reposait au pied de mon divan. Une fois, au beau milieu de la nuit, j'entends frapper à la porte de ma chambre; mon chat accourt à la croisée, ouvre le volet et demande qui est là? Une voix répond : je suis un tel, le *génie*, ouvre-moi la porte. — Je ne le puis, car le nom d'Allah a été prononcé sur la serrure. — Alors donne-moi quelques morceaux de pain. — Impossible! le nom d'Allah a été également prononcé sur la corbeille où est le pain. — Mais au moins donne-moi un peu d'eau pour me désaltérer. Cette faveur lui étant encore refusée pour la même raison, le génie demanda ce qu'il devait faire pour ne pas mourir de faim et de soif. Le chat lui dit d'aller vers la maison voisine, promettant de lui en ouvrir la porte. Il disparut pour quelques instans et vint me retrouver ensuite. »

Les hallucinations de l'ouïe offriraient difficilement un caractère plus tranché. En voici un autre exemple que nous empruntons au même auteur. Les mauvais génies sont généralement connus sous le nom d'*effries*. Ce nom s'applique également aux âmes des défunts. « J'avais, dit sir William, à mon service un cuisinier d'une humeur fort gaie et adonné à l'usage du *hachich*. Un soir, je le trouvai sur l'escalier, l'air étonné et paraissant s'adresser à quelqu'un placé auprès de lui. Que faites-vous donc là ainsi accroupi, disait-il avec force démonstrations de politesse? Faites-moi l'honneur de descendre dans ma cuisine, j'aurai grand plaisir de causer un peu avec vous. Ne recevant pas de réponse, il répéta plusieurs fois son invitation. Je lui demandai à qui il

parlait ainsi. « C'est à l'effrie d'un soldat turc qui est là assis sur les esca-
liers, fumant sa pipe. Il est impossible de l'en faire bouger. Il est sorti
du puits qui est dans la cour. Montez, je vous prie, et venez le voir. »
L'ayant assuré que je ne voyais personne ; « cela se peut, dit-il, c'est
qu'alors votre conscience est pure. »

Presque tous les pèlerins qui ont visité Médine affirment avoir vu une
colonne de lumière qui s'élève de la tombe du prophète à une hauteur
considérable. On l'aperçoit à plus de trois jours de marche. Elle disparaît
quand on approche de la ville sainte.

Lorsque je voyageais en Égypte (1837), mon drogman, homme de beaucoup de sens, qui, par de longues relations avec les Européens (il avait
été l'un des drogmans de Champollion), avait acquis des connaissances peu
communes parmi les Arabes et même chez bon nombre d'Européens, le
reïs ou capitaine de la barque sur laquelle je remontais le Nil, quelques
matelots que je savais être des mangeurs de *hachich*, m'ont dit avoir eu
plusieurs fois la visite des *génies*.

Le reïs l'a vu deux fois sous la forme d'un mouton. Un soir, se rendant
à sa demeure, il rencontra un mouton égaré et qui bêlait très fort. Il l'en-
mène avec lui, le tond pour en avoir la laine, qui était d'une longueur
peu commune, puis se met en devoir de l'égorger afin de s'en nourrir lui
et sa famille. Tout-à-coup le mouton se transforme en un homme noir de
plus de vingt pieds de haut. Cet homme lui cria d'une voix de tonnerre :
pourquoi m'as-tu pris la laine, ne vois-tu pas que je suis un *génie ?...*
Puis il disparut.

L'un de mes matelots, nommé Mansour, homme d'une cinquantaine
d'années, et qui en était à son quinzième ou vingtième voyage avec des
Européens, me disait avoir vu le *génie* sous les traits d'une jeune fille.
Il revenait un soir de faire des commissions pour ses maîtres. Il rencontra
sur les bords du Nil, près de *Ghysè*, une petite fille de huit ou dix ans
qui pleurait. Elle disait avoir perdu son chemin. Mansour, touché de com-
passion, lui offre de la ramener à la ville pour y coucher ; le lendemain
matin il la reconduisit chez ses parens. Il la place en croupe sur son âne
et prend le chemin du village. A l'entrée d'un bois de palmiers, il est surpris d'entendre pousser des soupirs derrière lui. La petite fille était des-
cendue. Ses jambes avaient une longueur prodigieuse et ressemblaient à
d'affreux serpens qui s'agitaient dans le sable. Ses bras étaient plus hauts
que les palmiers, sa figure allongée et noire comme du charbon ; sa bou-

che énorme, armée de dents de crocodile, vomissait des flammes jaunes et bleues.... Mansour, saisi de terreur, tombe la face contre terre, passe la nuit dans cette position. Le lendemain il se traîne à peine chez lui et fait une maladie qui dure près de deux mois.

Mon drogman, traversant un soir les amas de décombres qui entourent le Caire, aperçut un gros âne qui se tenait immobile, le cou penché en avant. Il s'en approche. L'âne prend aussitôt la fuite, gravit la montagne avec la rapidité d'un trait en s'écriant : tu veux me prendre et je suis le génie ; puis il faisait de bruyans éclats de rire.

Le peuple d'Égypte croit que les tombeaux anciens, l'obscur sanctuaire des temples, sont habités par des *effries*.

La plupart des Arabes attribuent la construction des pyramides aux *génies*, persuadés que jamais les hommes n'auraient pu élever de pareils monumens.

En 1831, mon drogman conduisait deux voyageurs aux pyramides. La nuit les surprit, il fallut y coucher. Kalil (c'était le nom de mon drogman) coucha seul dans la chambre antérieure, à l'entrée du corridor souterrain. Vers le milieu de la nuit, n'étant pas encore endormi, il croit entendre quelque chose remuer à côté de lui, il étend la main et sent des membres velus semblables à des pattes de tigre ou de lion. De sourds mugissemens viennent accroître sa terreur. Persuadé qu'il est entouré d'*effries*, il se tient immobile, se permettant à peine de respirer, et attend ainsi l'arrivée du jour ; il s'élance alors hors de la pyramide qui lui paraissait chanceler et près de s'écrouler. Il raconte ce qui lui est arrivé aux voyageurs. Ceux-ci s'efforcent de le rassurer, et, pour y parvenir plus sûrement, lui font avaler, d'un seul trait, un grand verre de cognac.

Kalil avait assisté aux funérailles de deux *santous*. Il avait vu et vu très clairement, et avec lui, ainsi qu'il le disait, les quelques mille individus présens à la cérémonie, la bière du défunt s'élever dans les airs et aller se poser sur le sommet du Mokatam, montagne voisine du Caire, dans le mausolée destiné à la recevoir.

Ces histoires merveilleuses et une foule d'autres semblables m'étaient racontées avec toute la bonne foi, tout le sérieux d'une intime conviction. En vain, par le raisonnement ou la plaisanterie j'essayais d'éclairer ceux qui me les rapportaient; personne ne m'écoutait.

Les individus dont je viens de parler, que je connaissais bien, puisqu'ils ont passé plus de trois mois à mon service, jouissaient certainement de toute leur raison. Cependant ils étaient complètement dupes d'illusions qui, pour naître dans leur cerveau modifié par l'influence du *hachich*, semblaient n'attendre qu'une occasion souvent fort insignifiante. Ce sont là, assurément, des anomalies fort remarquables. Il serait impossible de citer des exemples de modifications intellectuelles plus dégagées de la matière, qui semblent plus indépendantes de l'organisme, plus essentiellement *dynamiques*, en un mot. Et pourtant l'origine n'en est pas douteuse; elle est bien matérielle, elle est bien organique, elle est le résultat phénoménal d'une substance toxique sur le système nerveux. Que l'on cesse donc de croire à de prétendues maladies de l'âme, par cette raison que les lésions d'organes dont elles dépendent ne peuvent être vues. Une pareille raison heurte toutes les lois de l'induction et d'une saine physiologie.

Nous pensons avoir établi, d'une manière assez péremptoire, par des fait nombreux, évidens, que dans la folie en général les troubles de l'organisme étaient sensibles et faciles à constater dans l'immense majorité des cas, et que si par exception on ne pouvait pas en dire autant de quelques cas rares et isolés, on n'était pas moins forcé de les admettre et d'agir en conséquence en matière de traitement, à moins de répudier toute logique et tout sens commun.

Nous avons vu que le phénomène d'hallucination en particulier, dans sa manifestation, se rattachait à des conditions matérielles spontanées ou créées par des agens toxiques.

Quant à leur traitement, la ligne de conduite est toute tracée, et il résulte de ce qui précède que c'est aux moyens physiques, absolument comme dans la thérapeutique ordinaire, que nous devons principalement recourir. Il n'est pas possible de sortir de là. Sans une modification réelle, profonde, qui porte sur l'organe lésé et non sur ses produits, modification directe et non de réaction fonctionnelle, il n'est pas possible de le replacer dans l'état normal dont il est sorti. Je ne connais point de guérison sérieuse et non simulée (car en médecine mentale les guérisons apparentes et feintes sont communes, et plus d'un s'y est laissé prendre). Je ne connais point de fait, dans la science, de fait bien authentique incontestable qui prouve le contraire.

DEUXIÈME PARTIE

Avant d'exposer les détails du traitement que j'ai suivi, je dois établir parmi les hallucinations les distinctions que nous avons indiquées précédemment, et que les auteurs ont négligées jusqu'à ce jour, à cause de l'importance secondaire et purement symptomatologique qui leur était attribuée. Ces distinctions portent, non pas sur les caractères *psychiques* des hallucinations et des illusions, mais *sur leurs rapports* avec l'état général intellectuel de l'halluciné.

1° Les hallucinations sont simples, isolées, sans autre trouble de l'intelligence. Les malades en ont conscience et n'en sont jamais dupes. Ce genre d'anomalie mentale se rencontre assez fréquemment dans les hospices d'aliénés.

2° Elles se compliquent de désordres intellectuels plus ou moins étendus, affectant plus particulièrement le type ou la forme de la monomanie. Elles ont précédé ces désordres ; elles en sont le point de départ ; elles les excitent et les entretiennent.

3° D'autres fois, loin d'avoir provoqué le délire, elles semblent en être la conséquence. Par leur origine, par leur nature, elles se rattachent aux idées fixes, qui ont d'abord dominé le malade. Dans ce cas-ci, elles ne sont vraiment qu'un symptôme. Cela n'est pas dans les cas qui précèdent, où elles sont la principale lésion intellectuelle.

Dans les deux premiers cas, lorsque le traitement est direct, spécial, la guérison est possible. Elle est au moins douteuse dans le dernier cas, car les hallucinations pourront être anéanties, mais le délire continuera, et par la persistance de la cause, tôt ou tard, elles finiront par reparaître. C'est encore ce qui arrive lorsqu'on a affaire à des hallucinés en *démence*. La démence est comme un rempart, qui les rend à peu près inexpugnables. Nous avons traité onze hallucinés par le *datura*.

Chez huit d'entre eux, les hallucinations étaient *primitives*; quatre (sur ces huit) avaient la conscience plus ou moins nette de leur délire. Tous ceux-là ont guéri.

Chez les trois autres, qui sont restés rebelles au traitement, les hallucinations étaient *consécutives*, ou compliquées d'un profond état de démence,

Voici les faits :

Je n'ai rien à dire de l'action du datura sur l'homme sain et des propriétés thérapeutiques qui lui ont été reconnues avant nous. Je ne saurais rien ajouter à ce qu'en ont dit MM. Trousseau et Pidoux dans leur savant TRAITÉ DE THÉRAPEUTIQUE ET DE MATIÈRE MÉDICALE. Je me contenterai de rappeler que déjà l'essai en avait été fait dans le traitement de la folie par quelques auteurs, entr'autres par Storck, Schneider, Bernard, etc. Les résultats en ont été contestés, et l'opinion, flottant entre les assertions les plus opposées, et qui toutes néanmoins avaient la prétention de s'appuyer sur l'expérience, est restée indécise et le médicament est tombé dans un profond oubli.

Il est vrai de dire que ni la spécialité d'action dont jouit le médicament, ni le genre de la maladie contre laquelle il était employé, ni les circonstances psychiques ou pathologiques qui devaient modifier son action et son emploi, n'avaient été pris en considération par les expérimentateurs que le seul empirisme paraît avoir guidés.

Nous avons exposé, au commencement de ce travail, les vues théoriques qui nous ont engagé à combattre les hallucinations par le datura ; nous devons leur donner maintenant la sanction des faits.

Nous avons employé le datura (extrait aqueux) en pilules et dissous dans une potion d'eau de menthe :

1° A dose modérée et successivement croissante ;

2° A dose élevée ;

3° A dose très forte, ou *perturbatrice*.

Les effets généraux du médicament, son action médicatrice, ont varié comme son mode d'administration. Il en a été de même de la marche des maladies et de leur terminaison. En conséquence, nous rangerons nos observations en trois séries.

PREMIÈRE SÉRIE. (TROIS OBSERVATIONS (1).

EMPLOI DU DATURA A DOSE PEU ÉLEVÉE.

OBS. 1. — Emmanuel P. est âgé de 31 ans, d'un caractère triste, morose, timide à l'excès. Il n'y a point d'aliénés dans sa famille, mais son père avait l'habitude de l'ivresse. P. affirme n'avoir jamais abusé de la boisson, bien que, chaque fois qu'il a du chagrin, il éprouve un singulier penchant à s'y livrer.

Emmanuel, jugeant très bien son état, est venu de lui-même à l'hospice. Il attribue sa maladie à des peines de cœur. Il y a deux mois, il a été pris d'insomnie, de palpitations, de maux d'estomac, de maux de tête, qui lui semblaient provenir de secousses, de coups qu'il aurait reçus sur le crâne. Il tombe dans la tristesse et l'abattement. Il a peur de tout, se défie de tout le monde. Il cesse de travailler et recherche la solitude. Quelques jours après, hallucinations de la vue, de l'ouïe et de la sensibilité générale.

La nuit, et quelquefois pendant le jour, Emmanuel entend des voix inconnues, qui le traitent de la manière la plus indigne, l'appelant scélérat, gueux, assassin. Une fois, l'une d'elles lui a crié avec force : « Je suis ton père, que tu as fait mourir de chagrin ; ne me reconnais-tu pas ? » Et en ce moment il crut voir près de son lit le spectre de son père, mort il y a peu d'années.

La situation du malade n'avait pas changé lors de son entrée à la Ferme Ste-Anne. Le 3 décembre 1840, je prescrivis l'*extrait* de *datura* à la dose de 10 décigrammes matin et soir. Les premiers jours, E... se plaint de légers étourdissemens, d'un peu de trouble dans la vue. Le matin, la lumière lui fait mal aux

---

(1) Ces observations et les suivantes ont été recueillies à la *Ferme Ste-Anne*, dont le service provisoire m'a été confié pendant plusieurs mois. Les malades appartenaient à la première section (aliénés) de Bicêtre, dont M. le docteur F. Voisin est médecin.

Je suis heureux de trouver ici l'occasion d'exprimer au savant confrère et collègue que je viens de nommer combien je lui sais gré de l'obligeance noble et désintéressée qu'il a mise à favoriser mes essais thérapeutiques. L'auteur des CAUSES MORALES ET PHYSIQUES DES MALADIES MENTALES, DE L'HOMME ANIMAL, DE L'ÉDUCATION DES IDIOTS, etc., est assez fort et assez généreux pour ne pas craindre de venir en aide à ceux qui veulent travailler. Il pense que le travail ne doit pas être *monopolisé*, et qu'il ne suffit pas de faire le bien, mais qu'il faut encore, si on le peut, mettre les autres à même de le faire comme vous ; autrement on aurait peut-être droit de suspecter la pureté des motifs qui vous font agir, malgré vos protestations de n'avoir en vue que le *plus grand bien* des malades.

yeux. Il dort, mais d'un sommeil interrompu par des rêves bizarres, tels qu'il ne se souvient pas d'en avoir jamais fait. A ces rêves se mêlent souvent ses hallucinations habituelles. Ces effets du médicament, dont j'avais eu soin cependant de l'avertir, l'effraient, il craint de perdre tout à fait la tête et je ne le décide qu'avec peine à en continuer l'usage. Peu à peu, les nuits deviennent plus calmes, le sommeil profond. Plus de rêves, plus d'hallucinations. E... en témoigne son contentement, est moins sombre, plus communicatif, se livre avec assiduité aux travaux de la ferme. Cependant, le mieux est loin d'être absolu. Je regrette de voir le malade à peu près indifférent à sa situation. Cette apathie est l'indice d'une perversion des affections morales. Je redoute une sorte de démence *affective* au début contre laquelle toute médication devra échouer. Cet état persiste jusqu'au mois de mars de l'année suivante où il paraît enfin sortir de sa torpeur, E... me prie instamment de lui rendre la liberté. J'attends encore n'étant pas suffisamment rassuré sur la solidité de sa guérison. Enfin mes craintes ne tardèrent pas à s'évanouir et je lui accordai sa sortie le 19 mai 1841.

Le malade dont il vient d'être question a été soumis à mon observation depuis son entrée à Bicêtre jusqu'à sa sortie de Ste-Anne. Sa santé physique ne m'a jamais offert le moindre dérangement. Ce n'est qu'en le pressant de mes questions que j'ai eu connaissaissance des quelques troubles de l'inervation qui avaient précédé l'explosion du délire. Combien de malades en sont là ! Combien de faits de ce genre serviront de base aux théories des partisans des maladies de l'âme ou des *dérangemens de la raison*, auxquels il faut absolument des « *congestions cérébrales*, des *paralysies*, de *l'agitation*, de *la loquacité*, etc.,» pour croire aux lésions physiques dans la folie !

La durée de la maladie, certaines prédispositions héréditaires, et par dessus tout l'*imminence de la démence* étaient des circonstances bien defavorables et qui laissaient peu d'espoir d'une guérison spontanée. Cette guérison a été obtenue après un mois de traitement par le datura.

Obs. II. — M... (Hyacinthe), commissionnaire à médaille, est envoyé à Ste-Anne dans les premiers jours de novembre 1840. Il était à Bicêtre depuis une dixaine de jours. Déjà il avait séjourné dans cet hospice depuis le mois de mars de la même année jusqu'au mois d'octobre. Il en sortit non guéri, sur les instances réitérées de sa femme. Des chagrins, peut-être quelques excès de boisson qui étaient en dehors de ses habitudes, mais auxquels il s'était livré pour s'étourdir, la suppression brusque d'un cautère....: telles sont les causes probables de la maladie. Au début : hallucination de l'ouïe et de la vue, violens emportemens contre les personnes que le malade soupçonne en être cause.

14 novembre. M... est calme, mais dominé par les hallucinations et les conceptions délirantes qui l'avaient rendu la terreur de sa femme, de sa fille et de tous ceux qui l'entouraient.

Il accuse sa femme d'infidélité ; il entend sa voix; elle lui apparaît partout où il se trouve, dans son dortoir, dans les champs, etc.

M..., qui raisonne avec justesse sur tous les sujets étrangers à son délire, n'apprécie en aucune manière les hallucinations dont il est le jouet. La santé physique est irréprochable. Le cautère, qui avait été rétabli dès les premiers jours de son entrée à Bicêtre, est sec depuis longtemps.

20 novembre. Chaque jour, soir et matin, prescription de 10 centigrammes d'extrait de datura; infusion de tilleul pour boisson.

Le 22. Pesanteur de tête, rêvasserie, nuits agitées, chaleur à la gorge, bouche sèche et pâteuse le matin. Rien de nouveau, quant aux hallucinations, si ce n'est que le malade paraît y attacher moins d'importance et ne pas s'en inquiéter autant. Je lui permets de voir sa femme qui m'assure n'avoir pas trouvé son mari aussi bien depuis le commencement de sa maladie. J'augmente la dose du *datura* de 5 centigrammes, matin et soir.

26 novembre. Depuis hier, c'est-à-dire *cinq jours* après le commencement du traitement, les hallucinations n'ont pas reparu. M... reconnaît qu'il en a été sottement dupe pendant plusieurs mois. Il se dit guéri ; mais au reste, il s'en rapporte complètement à moi et attend avec confiance.

Vu l'ancienneté de la maladie, j'ai continué la prescription jusqu'au 1er décembre. L'amélioration signalée précédemment n'a pas cessé de faire des progrès. M... a vu plusieurs sa femme, sa fille, diverses personnes de sa connaissance. Son bon sens n'a pas été en défaut un seul instant. Jugeant bien la position dans laquelle il avait été depuis près d'une année, il a attendu avec résignation que je lui délivrasse son billet de sortie. Il y a six mois que M. a quitté l'hospice. Il a repris son travail habituel ; je l'ai revu plusieurs fois depuis; sa santé est parfaite.

La promptitude avec laquelle quelques centigrammes d'extrait de datura ont fait justice d'une maladie qui avait près d'un an de date, et contre laquelle tout traitement avait échoué, l'absence complète de tout symptôme physique, tels sont les traits les plus saillans de l'observation que nous venons de rapporter.

Obs. III.—C..., est à Ste-Anne depuis deux mois environ. Il n'est resté que très peu de jours à Bicêtre. Il dit être malade depuis plusieurs mois, sans pouvoir assigner l'époque précise à laquelle le mal a commencé. Il serait également fort en peine de dire quelle en est la cause, à moins que ce ne soit une trop grande assiduité à son travail.

Il se passe peu de jours que C... n'entende des voix d'individus avec qui il a eu des relations d'affaires. Il n'a jamais compris ce que lui disaient ces voix dont il n'a été dupe que peu de temps, lorsqu'elles ont commencé à se faire entendre. Il lui semble même qu'elles ne parlent pas toujours français. Elles sont plusieurs, des petites, des grosses, dans tous les tons. Les premiers jours, c'étaient de simples cris inarticulés, ou bien « je croyais, dit le malade, qu'on me soufflait dans les oreilles. » J'engage C... à prendre matin et soir une pilule de 10 centigrammes de datura. Après cinq jours de traitement, les hallucinations ont cessé.

C... m'assure que la susceptibilité de nerfs dont il s'était plaint était tout à fait calme, que ses imaginations l'avaient quitté et qu'il se sentait en état de reprendre son travail.

Le deuxième jour il avait eu des étourdissements, un ... se trouble dans les idées, dans la vue. Il avait senti des douleurs passagères, comme des crampes dans les jambes, quelques palpitations. Le mieux s'étant maintenu pendant près de deux mois, je lui accordai sa sortie.

Nous trouvons dans l'observation qu'on vient de lire un fait physiologique sur lequel j'appellerai l'attention. Au début de la maladie, C... croyait qu'on lui *criait*, qu'on lui *soufflait* dans les oreilles. Si l'on prend la peine de bien interroger les malades, on verra que le même symptôme s'est manifesté chez le plus grand nombre des hallucinés. Très souvent c'a été là le point de départ ou mieux la *forme embryonique* des hallucinations. Diriger contre de pareils désordres un traitement tout moral, n'est-ce pas, je le demande, commander aux bruissemens qui se produisent parfois dans les vaisseaux sanguins de cesser ? A moins d'avoir la puissance *mystérieuse* des magnétiseurs, je ne puis croire que personne puisse opérer ce miracle.

DEUXIÈME SÉRIE. (DEUX OBSERVATIONS.)

EMPLOI DU DATURA A DOSE ÉLEVÉE.

OBS. IV.—R... (Louis), ouvrier terrassier, a déjà éprouvé, vers la fin de l'année 1839, des accidens à peu près semblables à ceux qui, cette fois, ont nécessité son isolement dans un hospice d'aliénés. Il avait éprouvé de violens chagrins, et, pour s'étourdir, il avait, selon son expression, *un peu forcé* sur l'eau-de-vie. Une nuit qu'il était couché dans la même chambre que plusieurs de ses camarades, il entend tout à coup des voix qui lui semblaient partir de tous les coins de la salle. Elles l'accusent de crimes imaginaires, lui annoncent qu'il sera pendu, qu'il aura le poignet droit coupé comme un parricide. Louis, glacé d'épouvante, s'étonne de voir tout le monde autour de lui dans le plus profond sommeil. Il se recouche, convaincu qu'il est dupe de quelque rêve fâcheux. Sa tête est à peine posée sur l'oreiller qu'il éprouve de forts bourdonnemens d'oreille, et que les voix se font entendre avec plus de force que la première fois. Il éveille ses camarades, les interroge, et bientôt ne doute plus que sa tête, ainsi qu'il le disait, ne soit tout à fait détraquée. Pendant plus de cinq mois, les voix ne cessèrent de le poursuivre jour et nuit. Louis n'interrompit point pour cela ses occupations, et peu à peu, avec le temps, il finit par ne plus rien entendre.

Vers le mois de décembre 1841, les mêmes hallucinations l'assaillirent de nouveau. Louis, depuis bien longtemps, avait repris ses habitudes de sobriété et n'avait pas le moindre excès de boisson à se reprocher. Il se livra à des actes d'extravagance qui le firent enfermer à Bicêtre. A son entrée à Ste-Anne, les hallucinations n'ont rien perdu de leur intensité et l'obsèdent jour et nuit.

27 janvier. Je prescris une potion gommeuse avec addition de 25 centigrammes d'extrait de stramoine, à prendre par petites cuillerées le soir en se couchant. Léger mal de gorge, bouche pâteuse et sèche, enchifrénement, frissons par tout le corps. Louis s'endort fort tard, et cette fois pas une voix ne vient troubler son sommeil.

28 janvier au matin. Il se plaint de bourdonnemens d'oreille.

29. Dans la soirée, au moment de s'endormir, il a encore entendu des voix ; il a moins bien dormi que la nuit précédente et a beaucoup rêvé.

28. Le matin, à la visite, Louis vient au-devant de moi : « Je vais mieux, me dit-il, mais je retomberai si vous ne me donnez pas une autre potion. » J'accède à sa demande. Mêmes effets généraux que ceux indiqués plus haut. Les hallucinations se taisent et il n'en est plus question pendant trois jours et trois nuits consécutifs.

2 février. Des bourdonnemens, des voix confuses ont encore inquiété le malade, toujours immédiatement avant de s'endormir. Nouvelle potion ; la dose du datura est portée à 30 centigrammes.

3 février. A partir de cette époque, le malade n'a cessé de jouir de la tranquillité la plus parfaite. La santé physique n'est pas moins bonne que la santé morale.

Le 15 février, je lui offre sa sortie ; mais, sur sa demande d'attendre encore pour être plus sûr qu'il ne retombera pas, je le garde jusqu'au 26 du mois suivant.

J'ai revu ce malade il y a une quinzaine de jours ; sa santé était toujours bonne.

J'ignore si quelques excès de boisson ont été pour beaucoup dans la maladie dont Louis a été atteint; mais je prie qu'on ne perde pas de vue que le premier accès a duré plus de cinq mois, et que le deuxième, auquel certainement on ne pouvait donner une origine semblable et qui avait quatre ou cinq semaines de date, a été arrêté après six jours de traitement.

Obs. V.—C..., âgé de 45 ans, fils naturel, n'a connu que sa mère, qui jouissait d'une bonne santé. Il a reçu quelque éducation, a servi vingt ans, est décoré. Il s'est beaucoup adonné aux femmes, n'a point abusé de la boisson. En 1835, il tombe malade pour la première fois. Insomnie, rêves insolites, besoin irrésistible d'aller et venir, de se quereller avec tout le monde. Quinze jours après, étant à son travail, il est surpris d'entendre des voix qui l'insultent, lui reprochent des crimes qu'il n'a point commis, le menacent de l'assassiner. Saisi d'épouvante, il s'élance dans la rue et demande aux personnes qu'il trouve si elles n'entendent pas ces voix. Le trouble de son esprit est manifeste; on l'arrête, et il est conduit à Bicêtre.

Après cinq mois de traitement, C... recouvre la santé, et, sur sa demande, il reste encore un an à l'hospice en qualité d'infirmier.

En janvier 1837, il est pris d'un nouvel accès, qui, comme le premier, est précédé d'une longue insomnie et présente les mêmes symptômes. Cet accès dure huit mois.

Au mois de mars dernier (1841), troisième accès semblable en tout point aux deux précédens. C..., qui pendant son service d'infirmier avait appris à connaître le phénomène si bizarre des hallucinations, et qui, cette fois, était sur ses gardes, chercha à combattre celles qu'il éprouvait de nouveau, et lutta avec succès pendant une quinzaine de jours. Il finit pourtant par en être complètement dominé. Une nuit, il est éveillé par la voix de son chien couché au pied de son lit. Cet animal, auquel C.. était fort attaché, lui demandait à boire et lui annonçait qu'il avait résolu de le quitter parce qu'il avait pris en horreur la vie qu'il menait. C... lui donne à boire et le prie instamment de ne pas quitter son maître.

Le lendemain, étant à dîner avec son patron, des voix lui crient que l'on a mis du poison dans son potage; il en accuse son patron, s'enfuit de la maison, et le lendemain est arrêté par des sergens de ville. Conduit au corps-de-garde, il est de plus en plus importuné par les voix. La nuit, il est éveillé par un grand bruit et il voit entrer dans sa prison une vieille femme de sa connaissance, tout habillée de blanc, qui lui apporte à manger (il était à jeûn depuis plus de trente heures.)

C... était dans cet état de délire lors de son arrivée à la Ferme, le 28 mars. Il se persuadait en outre que, lorsque nous causions ensemble, je l'*entendais* penser. La constitution de cet homme est robuste. Il assure n'avoir jamais fait de maladie sérieuse et jouir présentement d'une excellente santé physique. (Potion avec 25 centigrammes d'extrait de stramoine, à prendre en se couchant.)

20 mars. Effets généraux à peu près nuls. Quelques voix seulement se sont fait entendre le lendemain soir au moment de s'endormir. (Nouvelle potion; 30 centigrammes d'extrait.)

21. Pendant la nuit, pesanteur de tête, trouble des idées, rêvasseries, visions de toute sorte; abattement, faiblesse musculaire extrême. *Pas une seule voix* n'est venu l'inquiéter, et, à partir de ce jour, C... peut être considéré comme guéri. Il apprécie bien sa position antérieure, ne s'imagine plus qu'on l'entend penser. Cependant, il se défie de lui-même. Si la voix d'une personne quelconque vient frapper son oreille, il n'est bien sûr de n'être pas le jouet d'une hallucination qu'après s'être assuré de la présence de cette même personne. Cette défiance ne tarde pas à cesser, et C... est rendu à la liberté après un mois de convalescence.

Si nous résumons cette observation, nous y trouvons comme faits principaux : des hallucinations primitives, un délire lypémaniaque consécutif, de l'insomnie avant l'explosion de la maladie, pas d'autre trouble physique apparent, deux accès antérieurs dont l'un dure cinq mois, l'autre huit ; quelques jours de traitement par le datura ont étouffé le troisième presque à son début.

TROISIÈME SÉRIE. (TROIS OBSERVATIONS.)

EMPLOI DU DATURA A DOSE TRÈS ÉLEVÉE OU PERTURBATRICE.

L'emploi du datura à dose *perturbatrice* exige une prudence extrême. Il ne faut pas perdre le malade de vue un seul instant, afin de veiller sur les effets croissans du remède, sur la marche des phénomènes, les combattre s'ils menacent de dépasser la limite. Ainsi fait, ce genre de traitement ne doit inspirer aucune crainte, et son incontestable efficacité engage à le tenter.

On verra, du reste, par les observations qui suivent, que le hasard a été mon premier guide, et j'ignore si, abandonné à ma seule inspiration, j'aurais osé aborder un mode de médication qui, il faut l'avouer, peut effrayer au premier abord.

Obs. VI. — Un jeune malade, quelques jours après son entrée à la *Ferme*, me fit remettre une lettre dont il me suffira d'extraire quelques passages pour donner une idée du genre de folie qui avait nécessité son isolement. « ... Rendez-moi » donc la liberté pour que je puisse travailler activement à l'anéantissement de » tous les rois. Je veux régénérer le genre humain, je suis destiné à mourir à la » tête d'une puissante république. Dès l'âge de 8 ans, j'ai eu l'idée comme Romu- » lus de bâtir une ville dans une forêt de la Lorraine, qui est mon pays na- » tal.... etc. »

Comment ces idées de régénération, de puissance lui sont-elles venues à l'es- prit, M... l'explique en ajoutant que : « depuis vingt ans des *visions* célestes m'ont annoncé les choses les plus extraordinaires concernant les rois de la terre et mon changement en nourrice... etc., etc. »

M... a déjà séjourné dans l'hospice en 183... Les symptômes d'aliénation étaient peu tranchés. Les médecins qui le traitaient sont restés dans le doute.

Aujourd'hui M... est dans un état continuel d'excitation. Il est occupé, une bonne partie de la journée, à écrire ce qu'il appelle sa correspondance avec le roi des Français, avec le prince de Metternich, avec le pape. Lorsqu'on l'envoie aux champs, il contemple les nuages dans lesquels il voit apparaître des signes mira- culeux, des légions d'hommes armés. Il entend la voix des anges qui lui annon- cent ses futures grandeurs, l'encouragent dans ses projets.

Plusieurs fois il lui est arrivé de grimper dans les arbres et d'attacher aux plus hautes branches son mouchoir de poche, afin de correspondre avec ses parti- sans....

Pendant un mois que M... a passé à Bicêtre, son état n'a point varié. Dix jours après son arrivée à la *Ferme* je le soumis à l'usage du datura à doses fraction- nées (10 centigr.).

Dès les premiers jours du traitement, M... éprouve de la somnolence, un peu de constriction à la gorge, il lui semble qu'une *calotte de plomb* (pour me servir de ses expressions) lui comprime les tempes, *l'abasourdit*... Du reste, il dort mieux, et par conséquent les visions de la nuit le laissent un peu plus tranquille; l'excitation générale a baissé graduellement, et même, par momens, fait place à un peu de mélancolie... Les convictions délirantes sont les mêmes.

Vers la fin du mois de janvier (le traitement durait depuis 17 jours) de nou- velles hallucinations se joignent aux premières. Pendant la nuit, étant parfaite- ment éveillé, le malade voit des cercueils rangés autour de son lit, des spectres se tiennent auprès, debout, un cierge à la main et chantant la prière des morts... « Toute cette fantasmagorie me fait horriblement peur, me disait M..., je n'ai ja- mais eu cela à Bicêtre; renvoyez-y moi, je ne peux plus rester ici. »

Cependant, à partir de cette époque, l'état du malade s'est progressivement et rapidement amélioré. M... ne convient pas d'abord avoir été dupe des étranges hallucinations dont nous avons parlé, mais il s'efforce de les justifier, d'expliquer ce qu'il appelle son erreur. Je le mets en rapport avec d'autres malades hallucinés et il entreprend de leur faire sentir l'extravagance de leurs idées. L'excitation première est tout-à-fait tombée; M... travaille avec assiduité ou cherche à se distraire en jouant aux cartes, au loto, avec ses compagnons d'infortune.

Malgré ces signes certains de son retour à la raison, le malade n'en continue pas moins l'usage du datura. Un peu d'excitation se faisait encore remarquer à de longs intervalles, et je n'avais pas encore l'entière conviction que M... fût complètement débarrassé de ses hallucinations.

Un incident, amené par l'irréflexion et l'étourderie du malade, vint modifier le traitement et donner lieu à des résultats dont je dus tenir compte par la suite.

Persuadé qu'il n'avait plus besoin d'aucun remède, M..., au lieu de prendre les pilules qu'on lui remettait matin et soir, en conserva cinq qu'un beau matin il avala toutes d'un coup. Deux heures après M... éprouve des nausées, des vomissemens, une forte constriction à la gorge, une horrible pesanteur de tête, des picotemens dans les yeux. Sa vue est trouble, les oreilles lui tintent avec une force extraordinaire. Il ressent alternativement un froid glacial et une vive chaleur dans tous les membres, ses jambes fléchissent, ainsi que ses mains, elles sont agitées par un léger tremblement. Lorsque ces accidens commencent à se calmer, « une foule d'idées extravagantes (c'est lui-même qui s'exprime ainsi) me passèrent par la tête, je me croyais prince, empereur, riche à millions: je crus entendre comme autrefois la voix des anges; j'étais tout étourdi du bruit qui se faisait autour de moi, et heureusement tout cela n'a pas duré longtemps, mais je me promets bien de ne pas recommencer l'expérience. »

Dans la soirée, il ne restait guère de tous ces symptômes d'intoxication qu'une faiblesse générale qui se faisait sentir principalement dans les extrémités inférieures.

Le lendemain nous trouvons le malade parfaitement calme et plus sensé que jamais. « J'avais douté jusqu'ici, nous disait-il, de la puissance de la médecine; mais d'après ce que je viens d'éprouver, je me garderai bien d'en douter encore. »

Du reste, à dater de cette époque, M... n'a plus eu d'hallucinations d'aucune espèce, a pris part avec une louable activité aux divers travaux de la Ferme. De temps à autre il m'a témoigné le désir de recouvrer sa liberté, mais sans se rendre jamais importun. Ces jours derniers (fin d'avril) je lui ai permis d'aller faire visite, accompagné d'un garçon de service, à une personne de sa connaissance qui s'était intéressée à lui durant son séjour à Paris. C'était une première épreuve dont il s'est fort bien tiré. Nous sommes au 20 juin, la convalescence dure depuis plus de trois mois; je me dispose à lui accorder sa sortie définitive.

Obs. VII. — L... est âgé de 45 ans. Depuis huit ans il est sujet à des attaques d'épilepsie. Un oncle maternel, un cousin aliénés. Son grand père est mort en état de manie furieuse. Son père est mort à 62 ans, paralytique. Sa mère, depuis son retour d'âge, est sujette à des étourdissemens qui vont jusqu'à la syncope, et a, de temps en temps, des *visions*.

L... a toujours eu un caractère violent, emporté. Il avoue que, pour une cause insignifiante, sa colère peut aller jusqu'à la fureur. Etant au service, un maître d'escrime le dissuada d'apprendre à faire des armes, à cause de la violence de son caractère. Un jour, il souffleta son fourrier, parce que celui-ci lui parlait *avec hauteur*.

Les accès d'épilepsie, jusqu'à l'époque de son entrée à la Ferme, ou un peu auparavant, étaient très rapprochés. A deux reprises, les grandes attaques ont été suspendues durant trois semaines. Les vertiges se renouvelaient à peu près chaque nuit.

Il y a onze ans, c'est-à-dire trois ans *avant* les accidens nerveux, L... est pris tout à coup d'hallucinations. Etant dans un champ, à faucher, la tête nue exposée à un soleil ardent (c'était au mois de juillet), il entend une voix qui lui crie : sauve-toi ; il lui semble qu'on lui donne un coup violent sur l'estomac. Il voit un homme qui tourne une mécanique.

Ces hallucinations, ou d'autres analogues, se renouvelèrent assez fréquemment par la suite. L... les appréciait à leur juste valeur. Sa raison n'était pas autrement dérangée.

L'aliénation mentale n'est bien manifeste que depuis deux ans.

Quelques heures avant que l'accès épileptique se déclare, L... cherche, d'un œil inquiet, tout autour de lui ; il entend des voix qui partent de dessous les pavés, qu'il lui semble voir s'agiter, s'entrechoquer. Les oreilles lui tintent ; ses yeux se couvrent de nuages que des étincelles sillonnent de temps à autre.

Fréquemment dans la nuit, qu'il survienne ou non des vertiges, le malade fait les rêves les plus extraordinaires ; il se croit transporté sur des montagnes entourées de précipices ; il voit des lacs, des rivières, entend le mugissement des torrens, le chant des oiseaux, se croit poursuivi par des bêtes féroces ; des hommes armés qui l'appellent à grands cris lui font des menaces. Réveillé en sursaut, la plupart de ces *imaginations* le poursuivent encore et le portent à des actes de folie. L... se persuade qu'il est sous l'influence d'un magicien, d'un être invisible qui est l'auteur de toutes ses extravagances.

Le 10 janvier 1841, le malade a été soumis à l'usage du datura à petites doses. (10 centigrammes d'extrait matin et soir.) Les effets ont été complètement nuls les cinq premiers jours.

Les trois jours suivans, le malade négligea de prendre ses pilules ; puis un soir il s'avisa de les avaler toutes d'un coup. La dose du médicament se trouva ainsi portée à 6 décigrammes. Peu après, il est pris d'étourdissemens, sa vue se trouble, des nuages lui passent devant les yeux, il a froid, ses mains, ses pieds sont glacés ; bouche sèche et pâteuse, sentiment de constriction à la gorge. L... est saisi de terreur ; il essaie de se lever, il chancelle et retombe sur son lit. Il sent que ses idées se troublent, que sa tête l'abandonne...

Le lendemain, à la visite, il a l'air égaré, absolument comme s'il venait d'avoir une forte attaque d'épilepsie. Il paraît comprendre les questions que nous lui adressons, mais il lui est impossible d'y répondre avec précision, et parvient difficilement à articuler quelques mots Un léger tremblement agite tout son corps; il hésite en marchant, son attitude est celle d'un homme ivre ou d'un individu atteint d'une paralysie générale très avancée.

Ces divers accidens ne tardent pas à perdre de leur intensité ; le soir ils étaient complétement ou presque complètement dissipés.

La nuit d'après, le malade a dormi d'un sommeil calme et profond. Plus de rêves, plus d'hallucinations.

Il en est de même les jours suivans. Chaque matin, L.. nous répète qu'il ne s'est jamais aussi bien porté, que sa guérison est certaine ; il ne sait comment nous exprimer sa joie et sa reconnaissance.

Un mois après, il est envoyé à Ste-Anne. Jusqu'au 17 janvier, son état ne subit aucune modification. A cette époque, quelques prodrômes d'épilepsie viennent à se manifester, L... retombe dans ses rêves d'autrefois, parle seul la nuit, appelle sa femme, ses enfans ; il quitte son lit et ne peut plus le retrouver, prend les vêtemens d'un autre malade pour les siens ; il s'inquiète et me témoigne la crainte de redevenir malade.

Enhardi par les heureux résultats dont nous avions été redevables au hasard, j'administrai l'extrait de datura à la dose d'un grain (5 centigrammes) chaque demi-heure. Après la neuvième dose, les symptômes d'intoxication avaient acquis une assez grande intensité ; ils ne différèrent en rien des précédens, si ce n'est par une faiblesse générale plus marquée et par un profond assoupissement qui dura près d'une heure et demie.

Le succès de la médication ne fut pas moins prompt, ni moins complet que la première fois. Depuis ce temps, L... n'a cessé de jouir d'une santé physique et morale à peu près irréprochable. A deux ou trois reprises, la nuit, il a éprouvé quelques vertiges, qui, du reste, n'ont altéré en rien le bon état habituel de sa santé morale.

J'ai prolongé autant que j'ai pu le temps de sa convalescence. J'ai dû enfin céder à ses sollicitations et le rendre à sa famille. Il a quitté Ste-Anne le 10 mai dernier.

Obs. VIII. — G..., âgé de 54 ans, couvreur, entré à la Ferme le 26 février 1841. Aucun membre de sa famille n'a été atteint de maladie mentale. Son père est mort à 82 ans, jouissant de toutes ses facultés.

Pendant sa jeunesse, caractère sombre, défiant, habitudes d'ivrognerie qui ont cessé peu à peu avec le progrès des années.

Il y a cinq ans, chute d'un premier étage, accidens cérébraux, coma qui ne se dissipe qu'au bout de plusieurs heures, et pour faire place à un délire furieux.

A dater de cette époque, la bizarrerie, l'excentricité de son caractère, sont de plus en plus marquées, et ses camarades le regardent comme *timbré*. G... fuit la société, devient paresseux et ne travaille que tout juste pour ne pas mourir de faim.

Au mois de décembre dernier (1840), G... est tout à coup saisi de terreurs imaginaires. Poursuivi par des voix menaçantes, il se lève de son lit, sort de sa chambre et se met à courir tout nu au milieu de la rue.

La police dut intervenir et provoquer sa réclusion à Bicêtre.

Le jour même de son entrée (22 février), G... nous paraît apprécier avec assez de justesse sa position. « J'éprouve, nous disait-il, des terreurs dont je ne puis me rendre compte ; j'entends, principalement la nuit, des voix qui m'accablent d'injures, me menacent, m'annoncent des malheurs ; il me semble quelquefois que ma tête résonne comme une cloche, ou bien comme si je la tenais plongée dans un seau d'eau. Je sais bien que ce sont des illusions, il y a plus de six mois que je les ai, je ne comprends pas comment j'ai pu m'en effrayer au point de commettre des extravagances... »

La santé générale est excellente, sauf un peu d'insomnie.

27 février. Prescription de 5 centigrammes d'extrait de stramoine, à prendre d'heure en heure.

Les premiers symptômes d'intoxication ne se manifestent qu'une demi-heure après la cinquième dose. Bouche pâteuse, envie de dormir, picotement des yeux, accélération du pouls, qui se déprime de plus en plus. Un peu plus tard : impossibilité d'avaler, constriction à la gorge, vue trouble, presque cécité, frisson par tout le corps, extrémités bleuâtres, voix faible ; le pouls est devenu lent, petit ; somnolence. Je cesse d'administrer le datura ; 5 décigrammes avaient été pris.

Quelques heures après, de tous les symptômes signalés ci-dessus, il ne restait qu'une faiblesse générale assez prononcée, un peu d'étourdissement et de froid aux extrémités.

La nuit a été excellente, le sommeil calme et profond ; point de rêves, point d'hallucinations.

Le jour suivant, même état. Le mieux se maintient ainsi jusqu'au 1er mars. A cette époque, G... ayant eu, deux nuits de suite, de nouvelles hallucinations, peu durables cependant, et seulement *quelques minutes* avant de s'endormir, je lui prescrivis une nouvelle potion avec 25 centigrammes de datura, à prendre par petites cuillerées avant de se coucher. La nuit a été exempte d'hallucinations, mais il en est survenu de nouvelles la nuit d'après.

4 mars. Troisième potion de 15 centigrammes de datura.

Depuis ce moment, immédiatement avant de s'endormir, quelques voix se sont fait entendre à trois ou quatre reprises, et puis ont cessé irrévocablement.

G., qui se trouvait bien à la Ferme, ne m'a demandé sa sortie que vers la fin d'avril.

Il est sorti le 11 mai.

Le traitement par le datura n'a pas été invariablement heureux. Il a échoué complètement, ou à peu près, sur deux malades dont il nous reste à rapporter les observations. Ces malades, cependant, nous avaient paru dans des conditions de curabilité assez favorables. Quelle a pu être la cause de notre insuccès? Chez les deux malades dont il s'agit, on observe un fait moral pathologique que nous avons signalé précédemment, et dont il importe de tenir compte ; les hallucinations n'étaient pas *primitives*, comme chez ceux qui font l'objet des huit premières observations ; mais elles étaient *consécutives* au délire, nées de lui, enfantées par l'aberration des idées, des conceptions, le désordre des affections, etc. Serait-ce là l'obstacle contre lequel ce remède, si efficace dans d'autres circonstances, serait venu et devait venir échouer ? Ce serait une preuve de plus de la spécificité d'action du datura, action qui se trouverait ainsi comme renfermée dans certaines limites psychologiques. Impuissante contre les *conceptions délirantes*, les hallucinations auxquelles elle aura imposé silence ne tarderont pas à être reproduites et comme ressuscitées par ces conceptions. Quoi qu'il en soit, toujours est-il que nous ne saurions découvrir d'autre différence essentielle, fondamentale, entre les hallucinés guéris par le datura, et ceux qui n'en ont éprouvé qu'un soulagement momentané.

Obs. IX. — De vifs chagrins occasionnés par des querelles domestiques et une profonde misère, les fatigues d'une longue route, entreprise à pied durant les chaleurs de l'été, avaient depuis plus de six ou sept mois déjà porté de graves atteintes aux facultés morales d'un pauvre ouvrier cordonnier nommé C..., lorsqu'on l'amena à Bicêtre le 18 octobre 1840.

Après quelques jours de traitement, C... parut guéri ou du moins franchement convalescent, et fut transféré à la Ferme-Sainte-Anne.

Le mieux moral auquel on avait cru était le résultat de la dissimulation. Dans l'espoir de se soustraire au traitement qu'il subissait avec une extrême répugnance, craignant surtout, comme il l'avoua depuis, qu'on ne lui appliquât de nouvelles ventouses à la nuque, de nouveaux vésicatoires aux jambes, etc., ainsi qu'il arrive à beaucoup de malades, C... avait feint habilement de renoncer à toutes ses idées extravagantes qu'il semblait prendre plaisir à censurer et à tourner en ridicule.

Une dizaine de jours après son arrivée à la Ferme, C... reçut la visite d'un beau-frère auquel je donnai des instructions propres à mettre en défaut l'astuce du malade dont la bonne foi commençait à m'inspirer quelques doutes.

Le délire reparut dans toute son étendue, sous toutes ses formes. Depuis son entrée à Sainte-Anne comme durant son séjour à B..., C.... n'a cessé d'être en butte à une multitude d'illusions, d'hallucinations de tous les sens qui faussent son jugement, dominent sa volonté, sans cependant l'entrainer à aucun acte extravagant.

Ses compagnons d'infortune, au milieu desquels il vit, sont des agens de police chargés d'épier jusqu'à ses moindres démarches; on le prend pour un autre, pour quelque scélérat, quelque assassin caché dans l'hospice. On lui coupera la tête, on le sciera en deux, on le plongera vivant dans du plomb fondu.... etc. Des voix lui font entendre ces menaces jour et nuit. S'il s'avise de leur demander pour quelle raison, les voix répondent en ricanant « que c'est parce qu'il n'a pas vu un Dieu nouvellement descendu parmi les hommes. » Ces mêmes voix lui ont annoncé que la petite fille qu'il aime tendrement a été assassinée; qu'il ait à creuser sa fosse dans le champ voisin, où on l'envoie travailler tout exprès pour cela.

Le sommeil est à peu près nul; à cela près la santé physique est à l'état le plus normal.

21 nov. — Je prescris 10 centig. d'ext. de datura matin et soir.

24 nov. — Depuis avant-hier il est survenu une vive excitation. Le malade parle seul, à haute voix, toujours poursuivi par ses hallucinations. Le matin, à la visite, je le trouve d'une gaîté folle, dont lui-même s'étonne et qu'il cherche en vain à s'expliquer.

La pupille est notablement dilatée.

Le pouls est vif, accéléré, la peau sèche et chaude. Depuis deux jours sentiment de constriction à la gorge.

La nuit dernière il a ressenti, dans diverses parties du corps, des douleurs qui passaient avec la rapidité de l'éclair.

Il a *rêvassé* toute la nuit. Il a vu de gros chats noirs s'élancer sur son lit, faire mille gambades; puis il s'est vu entouré de chasseurs qui l'ont criblé de coups de lance.

Même prescription. (extr. 20 cent.)

26 nov. — L'excitation signalée précédemment est moins vive. Les hallucinations ont été moins nombreuses et n'ont eu lieu que pendant la nuit. Le malade s'en inquiète moins. « Si je suis malade ainsi que vous l'affirmez, il faudra bien que cela finisse. — Au reste, vous le voyez, j'engraisse à vue d'œil, cela prouve que je n'engendre pas la mélancolie; ma folie, si folie il y a, n'est pas une folie triste... » — Mais vous n'étiez pas ainsi il y a peu de jours; n'avez-vous plus les mêmes sujets de chagrin, ne vous insulte-t-on plus, ne vous fait-on plus de menaces? — Oh! je suis à peu près débarrassé de tout cela; je n'entends plus rien la nuit; on ne me parle plus de mon enfant. Cependant quelques-unes des personnes avec qui je vais travailler aux champs me disent encore des injures; mais je ne leur en veux pas, on les fait agir. — Ne comprenez-vous pas que tout cela est le fruit de votre imagination malade? — C'est bien possible, vraiment; mais je

ne le crois guère. — Dormez-vous ? — Très bien , mais je rêve toujours ; je n'ai plus vu de chats, plus de chasseurs , mais un petit oiseau qui n'a cessé de voltiger autour de ma tête et qui me donnait des coups de bec sur les yeux.

Même prescription. (20 cent. d'ext.)

L'état du malade est demeuré à peu près stationnaire jusqu'au 5 janvier, époque à laquelle il y eut un mieux si marqué, que je regardai la guérison comme assurée.

Mes espérances furent déçues.

Le 14 janvier, dans la nuit, C... a éprouvé tout-à-coup une violente excitation. Il s'est levé, s'est mis à marcher autour de son lit. « On veut que je meure, s'écriait-il, eh bien ! tuez-moi, je suis las de vous entendre toujours dire la même chose. »

Le lendemain il m'avoua que les sifflemens du vent au travers des croisées lui avaient semblé autant de voix menaçantes qui lui annonçaient sa mort ; il y distinguait aussi comme les éclats de rire d'un grand nombre de personnes. S'il appuyait sa tête sur l'oreiller, aussitôt de petites voix flûtées l'injuriaient, lui faisaient les plus sinistres prédictions. Il cessait de les entendre en se mettant sur son séant. Des cadavres ont entouré son lit et lui ont fait signe de se lever et de les suivre ; un d'eux s'est levé et lui a soufflé *un air froid* qui lui a donné de grands *étourdissemens* et lui a fait croire qu'il allait mourir.

Je suspends le datura, craignant que ce médicament ne fût en partie, sinon exclusivement, la cause des phénomènes que je viens de signaler.

La nuit suivante (15 janvier) a été beaucoup plus calme. Le surlendemain, il y eut encore un peu d'excitation ; mais plus de 36 heures s'écoulèrent sans qu'il survint d'hallucination d'aucune sorte.

Le troisième jour (18 janvier), le délire reparaît tout-à-coup, et avec une brusque intensité. Il a de ses mains creusé la fosse dans laquelle on doit le jeter après qu'on l'aura *fumé* comme un pourceau.

Quand je m'approche de lui, et avant que je lui aie adressé la parole... « Oh ! oh ! me dit-il, ce n'est pas la peine de crier si fort, je vous entends bien. — Mais je n'ai pas encore ouvert la bouche. — Cela ne m'empêche pas de distinguer parfaitement ce que vous me dites : *Tu ne guériras pas, tu seras pendu, on te fumera ; tu voudrais bien te faire passer pour un dieu.* »

A dater de cette époque (18 janvier), craignant de fatiguer le malade, je cesse toute espèce de traitement. Les désordres de l'intelligence ne subissent aucune modification importante jusqu'au 15 février.

Dès lors, trouvant la santé physique dans l'état le plus normal, et même un certain embonpoint (symptôme toujours défavorable et présageant la démence) commençant à se manifester, je résolus de soumettre le malade à une méthode de traitement plus énergique, à la méthode *perturbatrice*.

Je prépare, avec 15 grains d'extrait de datura, de l'eau de menthe et du sirop

de gomme, une potion, dont je lui fais prendre une cuillerée à bouche, de demi-
heure en demi-heure ; c'était un grain environ (5 centigr.) d'extrait pour chaque
dose.

Peu après avoir pris la quatrième cueillerée, le malade se plaignit d'un peu de
pesanteur au front, de picotemens dans les yeux, d'un léger mal de gorge. Il se
sentait étourdi, avait la bouche pâteuse et sèche, de l'enchifrènement. Un peu
d'hébétude dans le faciès. Pouls accéléré, profond, parfois irrégulier.

Ces symptômes vont en augmentant, et acquièrent, après la dixième cuillerée,
une intensité, qui me force à arrêter l'administration du remède. Les plus saillans sont un vif sentiment de constriction à la gorge, l'impossibilité absolue d'a-
valer une seule miette de pain, des frissons par tout le corps. Les extrémités sont
froides, les ongles bleuâtres. La vue est extrêmement trouble, la voix est faible
et rappelle celle des cholériques, le malade se tient difficilement sur ses jambes ;
insensiblement il s'endort sur un banc, appuyé contre le mur. Son sommeil paraît calme. A peine l'en retire-t-on en le secouant assez fortement qu'il s'assou-
pit de nouveau.

Cet appareil redoutable de symptômes se dissipe graduellement. Vers onze
heures du soir, il ne restait plus guère qu'une faiblesse générale.

Le malade a dormi d'un sommeil profond, qu'aucun rêve n'est venu interrom-
pre, ainsi que cela arrivait à peu près constamment.

Le lendemain, il restait un peu de faiblesse dans les extrémités inférieures ;
c'était tout. C... paraissait apprécier avec justesse les hallucinations dont il était
le jouet depuis si longtemps, et dont je le débarrassais, ainsi qu'il le disait, quand
je voulais, mais seulement pour un instant, et sans que je pusse les empêcher de
revenir plus tard. Cependant son bon sens n'en restait pas moins faussé sur
beaucoup d'autres points. Je dus craindre le retour des premiers désordres. Ce
retour ne se fit pas attendre, et encore aujourd'hui le malade, dont la santé est
sans doute notablement améliorée, semble fort éloigné d'une guérison ra-
dicale.

Obs. X. — D... est entré à Bicêtre le 5 septembre 1840. Le mauvais état de
ses affaires (il était doreur sur bois), l'état de détresse dans lequel il se trouva
plongé lui, sa femme et ses enfans, paraissent être l'unique cause de sa maladie
qui date déjà depuis deux ou trois mois. Exposé à des terreurs continuelles, il
cessa de travailler, assurant que sa dernière heure était venue, qu'il n'avait plus
que quelques instans à vivre, que sa femme devait chercher un autre mari qui
pût la faire vivre ainsi que son enfant, etc.; on a résolu de le perdre ; on veut lui
ôter le pain de la main, le forcer à faire banqueroute. Jour et nuit la voix d'individus avec qui il avait eu des altercations, et qu'il accusait d'avoir causé sa ruine,
retentit à ses oreilles. Cette voix lui rappelle le sujet de leurs dissidences, le traite
de filou, de voleur. D... entre dans de violens accès de colère et peu après tombe
dans l'abattement.

Tel était encore, ou à peu de chose près, l'état moral de D... lorsqu'il me fut envoyé à Ste-Anne, le 23 novembre 1840.

En dépouillant l'observation de ce malade, j'y trouve consignés une foule de détails qu'il serait fastidieux de rapporter ici. Il me suffira d'en donner un résumé exact.

A partir du 26 novembre 1840, jusqu'au 17 janvier 1841, D... a pris des pilules de 5 centigrammes d'extrait de stramoine dont le nombre a été élevé successivement de 2 à 6 par jour.

Dès les premiers jours, les hallucinations disparurent ; mais il survint une vive excitation, un état voisin de la manie, qui fit bientôt place à un état de calme et à une tranquillité d'esprit dus évidemment à un retour incomplet vers la raison, et qu'expliquerait assez bien, du reste, la cessation de l'un des phénomènes morbides le plus capable d'entretenir le désordre des idées.

Vers la fin de décembre, les hallucinations reparurent pendant plusieurs jours; puis, dans la nuit du 12 au 13 janvier et à chaque fois l'état général du malade empira. D... se levait pendant la nuit, parlait à haute voix, semblant s'entretenir avec différens individus. Je le surprenais dans les cours, au réfectoire, gesticulant et parlant seul.

Depuis cette époque, D... m'a répété presque chaque jour qu'il n'entendait plus de voix, ni le jour, ni la nuit.

Cependant, l'état des facultés intellectuelles, jusqu'à ce jour du moins (1er avril), ne s'est point amélioré d'une manière stable. Par deux fois, il est vrai (au commencement de février et vers le milieu du mois de mars), j'ai vu, plusieurs jours de suite, le malade si complètement raisonnable, appréciant sa situation passée avec tant de bon sens, envisageant toutes choses sous leur véritable jour, etc., que je l'eusse renvoyé de l'hospice si j'avais été certain qu'il eût trouvé de l'ouvrage en rentrant chez lui. D... me demandait instamment sa sortie ; il s'affecta vivement de ne pouvoir l'obtenir.

Aujourd'hui, les rémittences sont plus courtes et plus éloignées ; mais les hallucinations n'ont point reparu. D..., malgré l'ancienneté de la maladie, sa gravité même, nous paraît encore susceptible de guérison. L'intelligence n'a point baissé. S'il est possible de prévenir le retour des hallucinations, ou du moins de les combattre toujours avec le même succès, nous devons croire que les convictions délirantes, elles aussi, disparaîtront irrévocablement.

Je ne le regardais sans doute pas comme solidement guéri ; mais le retour au sein de sa famille, s'il n'eût pas dû y retrouver la misère et le chagrin, n'aurait pu que confirmer le mieux existant.

Si nous résumons les observations qu'on vient de lire, nous trouverons pour faits principaux du traitement par le datura, que :

1° Sur 10 hallucinés qui, s'ils ne pouvaient être déclarés incurables, se trouvaient dans des conditions plus ou moins fâcheuses, 7 ont guéri ; un huitième ne présente pas encore toutes les garanties désirables; 2 n'ont éprouvé, durant le traitement, qu'une amélioration passagère.

2° Chez les huit premiers, les hallucinations ont précédé les conceptions délirantes ; le contraire avait eu lieu chez les deux derniers.

3° La maladie durait depuis deux mois, trois mois, six mois (chez deux malades), neuf mois, deux ans; deux malades avaient eu des accès de plusieurs mois de durée.

4° Les guérisons ont été obtenues en quatre, sept jours, un mois (par la dose modérée) ; en cinq, huit, quinze jours (par la dose élevée) ; en vingt-quatre heures (par la méthode perturbatrice).

5° La convalescence a été de un mois (pour trois malades) ; de deux mois (pour deux malades), de trois mois, de quatre mois.

En terminant ce mémoire, il n'est pas hors de propos de poser cette question :

Quels résultats doit-on attendre de la médication par le datura, employé contre des hallucinations liées, soit comme cause, soit comme effet, à un état de *manie* ou de *monomanie chroniques?*

Je manque de faits pour répondre d'une manière précise et expérimentale à cette importante question.

Les cas de manie ou de monomanie chronique simples *non compliqués* de démence sont excessivement rares. Presque toujours l'affaiblissement des facultés morales, dans leur ensemble ou séparément, vient, après quelques années, imprimer son funeste cachet aux deux genres de délire que je viens de nommer et faire désespérer de la guérison. Présentement dans la division dite des chroniques (1re section), à Bicêtre, sur près de cent malades, un seul, vieillard de 62 ans, monomaniaque halluciné, laisse quelques doutes sur l'affaiblissement de ses facultés.

En théorie, le succès est probable. Les guérisons que nous avons obtenues dans les affections *non chroniques* et qui ont fait l'objet de ce travail, nous portent à croire que le datura pourra être de quelque efficacité dans les cas surtout où les hallucinations auront été primitives et constitueront encore le fait le plus saillant du délire.

En effet, la médication paraît s'adresser directement à la modification cérébrale, dont les phénomènes si remarquables des hallucinations et des illusions sont l'*expression*, ou pour m'exprimer plus rigoureusement, sont *le produit* intellectuel.

En la détruisant, ne supprime-t-elle pas un fait physiologique anormal, tombé accidentellement dans l'intelligence, et dès lors ne peut-elle provoquer une réaction salutaire, si la démence n'a pas rendu cette réaction impossible? et cette réaction ne serait-ce pas la guérison?

Mais la longue durée des hallucinations ne serait-elle pas une condition fâcheuse qui la soustrairait à l'action du datura? Le fait que nous allons relater, s'il ne détruit pas complètement nos craintes à cet égard, sera de nature du moins à les affaiblir beaucoup.

B... est un vieux malade relégué depuis plusieurs années parmi les incurables. Aux symptômes les mieux caractérisés d'une profonde démence, se joignent de nombreuses hallucinations.

Presque toutes les nuits B... entre dans de violens accès de colère, se lève, secoue son lit avec force, met sens dessus dessous paillasse et matelas pour donner la chasse à cinq cent mille ennemis qui s'y sont blottis pour le tourmenter, troubler son sommeil par leurs cris, leurs menaces, en faisant un bruit affreux. Il ne se recouche que lorsqu'il les a vus prendre la fuite.

Après neuf jours de traitement par le datura, pris à la dose de 10 centigrammes matin et soir, les hallucinations cessèrent. C'est du moins ce que nous autorisa à penser et le dire même du malade et celui des infirmiers, qui ne le voyaient plus se lever la nuit, remuer son lit, en un mot, faire son manége accoutumé. Cependant, chose digne de remarque, B... n'en persistait pas moins à croire que ses ennemis étaient toujours cachés sinon dans son lit comme auparavant, peut-être dans quelque coin du dortoir, mais sans oser se montrer et troubler encore son sommeil. Les hallucinations avaient été détruites; mais la raison qu'elles avaient faussée en conservait toujours l'empreinte. La moindre cause ne pouvait manquer de les reproduire, et c'est ce qui arriva en effet peu de temps après.

IMPRIMERIE ET LITHOGRAPHIE DE FÉLIX MALTESTE ET C⁹,
Rue des Deux-Portes-St-Sauveur, 18.

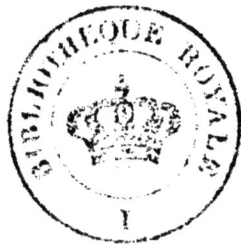

www.ingramcontent.com/pod-product-compliance
Lightning Source LLC
Chambersburg PA
CBHW060443210326
41520CB00015B/3824